AF610975

I.

ANNOTATIONS

SUR

LE DIAGNOSTIC,

ET

LES NOMS DE LA VEROLETTE,

OU

PETITE VÉROLE VOLANTE.

Moyen de distinguer plus sûrement cette maladie de la véritable petite vérole et de la rougeole, et substitution d'un nom propre, à la multitude de noms communs qu'on lui a prodigués.

Par JEAN-MICHEL SEGUY, Docteur-Médecin, Associé correspondant de la Société des Sciences et des Arts de Montauban.

Quibusdam remedia monstranda, quibusdam inculcanda sunt.
L. Annæ Senec. Epist. XXVII.

A PARIS,

Chez { CROULLEBOIS, libraire, rue des Mathurins ; GABON, rue et place des Cordeliers.

AN XI. — 1803.

A LA SOCIÉTÉ
DES SCIENCES ET DES ARTS
DE MONTAUBAN.

En m'associant à votre correspondance, vous avez pensé que je pourrais contribuer au bien que vous faites; ne pas y coopérer, serait tromper votre attente. Livré par état au soulagement de l'humanité souffrante, l'impérieuse nécessité des secours du moment, m'enlève le temps qu'il me faudrait pour m'occuper de ceux de l'avenir; malgré cet obstacle, jaloux de mériter votre estime, j'ai rédigé quelques Annotations, que j'ai cru nécessaires, sur le Diagnostic et les noms d'une maladie, aussi imparfaitement distinguée pour bien des gens, qu'improprement désignée pour tout le monde. D'après le motif qui m'a engagé à les publier, je les dédie à la Société, parce que c'est à la Société qu'elles doivent le principe de leur existence. Je m'estimerai heureux, si elle daigne accueillir favorablement ce faible hommage de ma reconnaissance.

SEGUY.

ANNOTATIONS

SUR

LE DIAGNOSTIC,

ET

LES NOMS DE LA VÉROLETTE,

OU

PETITE VÉROLE VOLANTE.

PARAGRAPHE PREMIER.

Ce n'est pas un traité de vérolette que j'offre au public ; nous en avons d'autant moins besoin, qu'il en existe de très-bons, et que d'ailleurs cette maladie guérit pour l'ordinaire spontanément ou avec très-peu de secours, et n'est pas dangereuse par elle-même ; elle ne le devient souvent, que par les erreurs auxquelles donnent lieu ses apparences et ses noms. Prévenir ces erreurs, sera remédier efficacement aux funestes effets qui en sont la suite, et par conséquent, avoir employé le meilleur remède contre la vérolette.

Plus une maladie a de ressemblances extérieures avec celles dont elle diffère essentiellement par sa nature, plus il importe de saisir ses signes pathognomoniques ou inséparables de la maladie qu'ils caractérisent, et de la désigner par des noms qui lui soient exclusivement propres, afin de ne pas la confondre avec celles dont elle n'a que les trompeuses apparences.

Telle est l'éruption connue sous les noms de *petite vérole volante*, *verrette*, *vérolette*, *cristalline*, *variolæ lymphaticæ*, *variolæ volaticæ*, *variolæ discretæ*, *variolæ halituosæ seu aquosæ*, *hydrachnis* par Cusson, *esclapete* dans le ci-devant Languedoc, *water poken* en Angleterre, *ravaglio* en Italie (1), *variolæ spuriæ*, *ichorosæ*, *fatuæ* (2), *variolæ duræ ovales*, *acuminatæ*, *emphysematicæ* (3), etc., etc., qu'on a confondue quelquefois avec la rougeole, mais bien plus souvent encore avec la petite vérole. C'est d'après cette erreur, comme le remarque M. Bosquillon (4), qu'Amatus Lusitanus nous a transmis qu'en 1551 à Ancône, tous les enfans et quelques adultes qui avaient déjà eu la petite vérole et la

---

(1) Sauvages Nosol. Meth. T. I, p. 422.

(2) Jo. Oosterdyk, p. 51.

(3) Selle Med. Clin. T. I, p. 111.

(4) Elém. de Méd. prat. de M. Cullen, trad. par M. Bosquillon. T. I. p. 393.

rougeole, en furent attaqués de nouveau (1), on ne peut révoquer en doute que ce ne soit la vérolette méconnue, qui a fait croire dans ces tems-là, au retour de la petite vérole et de la rougeole, que l'expérience, acquise depuis, a appris à ne plus redouter lorsqu'on en a été une fois attaqué. Huxham observe que les vieilles femmelettes se trompent souvent, lorsqu'elles veulent faire passer pour des vestiges de petite vérole, des stigmates de vérolette, qu'il désigne aussi indistinctement, par le nom de fébricule pustuleuse, et par celui de rougeole (2), et ailleurs, au sujet de la même maladie, il dit que les commères prennent ces pustules subrougeâtres et aqueuses, pour la petite vérole, et il fait sentir les dangers de cette erreur (3) ; nous pourrions, à juste titre, faire le même reproche à la plupart des nourrices mercénaires des environs de Paris, dont les fréquentes erreurs à ce sujet, font souvent des victimes.

Les caractères de la vérolette sont exposés très-en détail dans plusieurs bons Auteurs, et cela suffit ordinairement pour les gens instruits,

---

(1) Amatus Lusitanus Curation. medicin. cent. III. Schol. p. 233. Basileæ 1556. Vol. in-fol.

(2) Huxham. T. I. p. 262 et 263. Lipsiæ 1764. In-8°.

(3) Huxam. T. I. p. 324.

mais il faut les rendre plus saillans pour le vulgaire ; car malgré l'exactitude des Médecins à rapporter jusqu'aux moindres signes qui différencient cette maladie de la petite vérole et de la rougeole, beaucoup de personnes s'y trompent encore souvent. Il est vrai que lorsqu'on compare la plupart de ces signes entr'eux, on s'apperçoit dès le premier aspect, qu'il en existe un si grand nombre de communs aux unes et aux autres de ces maladies, et dont les nuances qui les différencient, sont tellement rapprochées, qu'il est bien difficile de ne pas les confondre quelquefois, surtout lorsque les deux contagions de vérolette et de petite vérole règnent en même-tems, comme il arrive ordinairement (1), ainsi que nous l'avons observé à Paris pendant l'été de l'an dix et l'automne de l'an onze, ou lorsque la petite vérole est accompagnée de symptômes légers, ce qui n'est pas très-rare, ou enfin lorsque la vérolette elle-même se manifeste par des symptômes plus graves que de coutume.

J'ai vu, il y a trente ans, au couvent de Ste.-Marie, rue du Bacq, Mlle. Verdelin, âgée de seize ans, avoir pour symptômes précurseurs d'une vérolette, une fièvre forte, de grands maux de tête et de gorge, de l'assoupissement

---

(1) Selle med. Clin. p. 112.

et des vomissemens fréquens et si violens, qu'ils déterminèrent à l'application des vésicatoires aux jambes, la nuit du trois au quatre de la maladie ; dans cette même nuit, la malade éprouva une éruption de vérolette, et tous les accidens cessèrent si complettement, qu'on renonça aux vésicatoires dès le lendemain. La malade avait eu la petite vérole par l'inoculation ; elle avait eu la rougeole, et elle n'avait d'ailleurs aucun symptôme de ces deux maladies, mais tous ceux de la vérolette.

Lorsque les enfans du président Dupati furent inoculés, madame leur mère, qui croyait avoir eu la petite vérole, d'après une éruption mal jugée, s'établit avec eux dans une maison louée au Gros-Caillou, pour le tems de l'inoculation, où elle gagna de sa famille une petite vérole très-confluente, dont elle guérit à la vérité; mais combien d'autres n'ont-ils pas été, et ne sont-ils pas encore, les victimes de pareilles erreurs ?

Je ne finirais pas, si je récapitulais ici tous les faits de ce genre qui ont eu des terminaisons funestes ; il y a peu de Médecins qui n'en ait vu quelqu'exemple, et s'il était possible de réunir les observations nécronosologiques éparses, ou ensévelies dans l'oubli, à dater seulement du tems, où l'on aurait pu prévenir ces funestes effets par l'inoculation, il y aurait de quoi frémir, en voyant la quantité de personnes que les erreurs auxquelles a donné lieu la fausse petite vérole, ont fait périr par la véritable. On en sera peu surpris, si l'on fait attention que le jugement de ces maladies, qui requiert la plus grande sagacité, se trouve communément livré à des nourrices, des sevreuses, des bonnes, ou autres personnes sans instruction, auxquelles on confie d'ordinaire les enfans en bas-âge, et sur l'assertion desquelles on ne peut nullement s'en rapporter concernant des faits de physique dont elles ne se sont jamais occupées; c'est pourquoi, avec la facilité qu'offre aujourd'hui la vaccine, de se garantir de la petite vérole, on ne saurait trop exhorter les pères et mères de famille, à faire vacciner leurs enfans, lorsqu'ils ne les ont pas fait suivre par de bons Médecins, pendant les maladies qu'on leur a dit avoir été la petite vérole; c'est le seul moyen de les prémunir contre les funestes effets de l'erreur, auxquels ils demeurent constamment exposés sans cette précaution, lorsqu'on n'est pas mathématiquement certain qu'ils ont eu la petite vérole.

En terminant ce paragraphe, je ne puis m'empêcher d'observer, qu'à la pernicieuse erreur d'où naissent déjà tant de maux, se joint encore quelquefois l'intérêt de l'entretenir, et qu'il s'est déjà répandu, à différentes reprises, des bruits populaires semés par des personnes plus adroites que les bonnes gens qui les propagent, annonçant que des vaccinés avaient eu la petite vérole ; ce qui, éclairci par les gens de l'art, s'est trouvé constamment faux, et n'a servi qu'à démontrer qu'on avait pris par erreur ou par des motifs moins excusables, de fausses petites véroles pour des véritables, ou de fausses vaccines pour des vraies. Cette manœuvre ne tendant à rien moins qu'à frustrer le public du bienfait de la vaccine, elle contribue à prouver l'urgente nécessité où nous nous trouvons, de distinguer la vérolette d'avec la petite vérole et la rougeole, non-seulement par les signes qui n'ont pas échappé à l'observation des Médecins ; mais encore, par une manière de les présenter qui les rende si manifestes, qu'ils puissent être saisis de tout le monde ; c'est à quoi je vais m'appliquer dans le paragraphe suivant.

PARAGRAPHE SECOND.

C'est par l'observation aidée de l'analyse, qu'on distingue les différentes maladies qui ont des symptômes communs : si après avoir examiné tous les symptômes ou signes qui accompagnent chacune des trois maladies que nous avons à distinguer l'une de l'autre, on sépare, d'abord à-la-fois, tous les signes qui leur sont communs, qu'on recueille seulement ceux qui sont propres à chacune de ces maladies en particulier, et qu'on fasse ensuite le rapprochement comparatif de ces derniers signes, on verra, que ceux qui ne sont propres qu'à l'une ou l'autre d'entr'elles, ne peuvent appartenir à aucune des deux autres. Le résultat de la comparaison de ces signes constitue pour lors des différences caractéristiques respectives, qui n'ont rien de commun entre elles, parce qu'elles sont tirées des signes propres, et dont l'image, transmise par les organes des sens, jusqu'au centre des sensations, devient la base de la distinction ou jugement, appellé par les grecs Διαγνωστικὸς c'est-à-dire, ayant force de discerner ou de juger.

Pour distinguer la vérolette d'une manière certaine, loin de nous occuper de tout ce qu'elle peut avoir de commun avec la petite vérole et la rougeole, ne nous attachons donc, au contraire, qu'à saisir les signes à grand caractère, qui sont propres à chacune de ces trois maladies. Les signes de cette espèce, séparés par de fortes nuances de ceux auxquels on les compare, ne peuvent être confondus, et se trouvant peu nombreux, ils sont faciles à retenir, et ils se gravent dans la mémoire de plus de monde.

D'après ces principes, le mal-aise, l'anxiété, la fièvre, le mal de tête, de gorge, l'anorexie, les nausées, le vomissement, les maux de reins, la langueur, l'oppression, l'éternuement, le larmoyement et l'assoupissement, étant des symptômes communs à ces trois maladies, il faut commencer par les écarter momentanément. Le plus ou moins d'intensité de ces symptômes, n'étant pas assez constamment uniforme pour que cette différence puisse à elle seule être caractéristique, il faut aussi la mettre de côté, jusqu'à l'obtention des principales bases diagnosticales : cette condition est de rigueur pour parvenir à des résultats certains, sauf à réunir ensuite les symptômes communs aux propres, pour trouver par la recomposition de la maladie qui résultera de cette réunion, le peu de symptômes propres qui pourront provenir du rapprochement comparatif de l'ensemble de chacune de ces maladies.

La distinction de la vérolette d'avec la petite vérole, exigeant la prénotion des symptômes propres de cette dernière, c'est par leur exposition qu'il faut commencer la recherche du diagnostic.

Les symptômes de la petite vérole ordinaire, c'est-à-dire, de celle qui tient le milieu entre les plus graves et les plus légères, sont les suivans. L'éruption commence plus particulièrement à la face (1), elle s'étend sur le cou, la poitrine, les bras et tout le corps, dans l'espace de trois jours; quand ces pustules sont formées, c'est-à-dire, le troisième jour de leur éruption, correspondant au six ou septième de la maladie, on voit dans le milieu de leur sommet un petit creux (2), les cinq jours suivans, la liqueur contenue dans les pustules se transforme en pus; pendant ce tems, les pustules s'élargissent, deviennent plus sphériques, et le creux de leur sommet diminue, ou disparaît entièrement; vers le huitième jour de l'éruption, onzième de la maladie, ou immédiatement après, ces pustules s'ouvrent naturellement, et il en sort une portion de la matière qu'elles contenaient (3), ensuite elles se sèchent.

(1) Sydenham. T. I. p. 502.
Selle, Med. Clin. p. 101.

(2) Elém. de Méd. prat. de M. Cullen. T. I. p. 370.

(3) Voyez au lieu précité.

Ces trois périodes des pustules se succèdent, ils sont désignés par les praticiens sous les noms d'éruption, suppuration et exsiccation, ils durent chacun un tems déterminé, l'éruption se fait pendant trois jours ; il en faut cinq pour que la liqueur qui se transforme en pus dans les pustules, parvienne à les rompre, et à-peu-près autant pour qu'elles se dessèchent universellement. L'exsiccation suit une marche qui lui est propre, elle commence à la face, elle continue par les poignets, les mains et les pieds, ayant préalablement été précédée du gonflement successif plus ou moins sensible de chacune de ces parties (1), après cela se fait la desquamation, plus lentement ou plus vîte, selon que la petite vérole a été plus ou moins confluente, et les croûtes desséchées tombent en écailles. La petite vérole, en rejoignant ses symptômes communs à ceux qui lui sont propres, depuis l'invasion de la fièvre, qui commence trois ou quatre jours avant l'éruption (2), jusqu'à la desquamation des pustules, constitue une maladie très-grave, accompagnée de plus ou moins de fièvre pendant les huit ou dix premiers jours, quelquefois jusqu'au quatorzième et même plus ; la durée de la petite vérole,

(1) Sydenham T. I. p. 502.

(2) Selle Med. Clinic. p. 101.
Sydenham. T. I. p. 502.

lorsque les malades ne meurent pas le huitième jour de la maladie dans les discretes, ou le onzième dans les confluentes (1), est de quinze ou vingt jours, à dater de l'invasion de la fièvre au complément de la desquamation, et quelquefois davantage.

Dans la vérolette, les boutons commencent à paraître plus particulièrement au dos (2), ils sont rougeâtres d'abord; mais ils se convertissent promptement en pustules pleines de lymphe blanchâtre, qui ne prend jamais la forme de pus; ces pustules sont sphériques à leur sommet, elles laissent transuder dès le lendemain de leur éruption l'humeur lymphatique qu'elles contiennent (3), elles se flétrissent à la fin du troisième ou quatrième jour, et tombent en écailles (4), plusieurs d'entr'elles sont encore pleines et sèchent en deux jours, pendant que d'autres se manifestent (5), ce qui offre l'aspect aussi remarquable que particulier à cette maladie, de trois différens périodes qui se manifestent à-la-fois; par une suite de l'intermixtion de ces trois périodes simultanés,

---

(1) Sydenham. T. I. p. 502.
(2) Selle Med. Clin. p. 112.
(3) Elém. de Méd. prat. de M. Cullen. T. I. p. 394.
(4) Huxham. T. I. p. 262.
Voyez aussi Cullen, lieu précité.
(5) Sauvages Nosol. Meth. T. I. p. 423.

il en résulte que non-seulement beaucoup de ces pustules sont déjà sèches sur différentes parties du corps et au dos en particulier où commence le desséchement, pendant qu'on en voit encore en pleine maturité à la face. Tous les symptômes communs de cette maladie sont généralement très-légers, elle se termine ordinairement en quatre jours (1), et n'en dure que huit ou neuf tout au plus dans les cas les plus graves, à dater du commencement de la fièvre, dont la durée n'est pas déterminée (2), jusqu'à la fin de la desquamation qui se fait par écailles. Je n'ai jamais vu, lu, ni oui dire, que quelqu'un soit mort de la vérolette.

Par le rapprochement comparatif des symptômes propres à chacune de ces deux maladies, on voit qu'elles différent l'une de l'autre.

1°. En ce que l'éruption des pustules de la vérolette commence au dos, et celles de la petite vérole à la face.

2°. En ce que les pustules de la vérolette même dans leur plus grande maturité ne contiennent qu'une lymphe blanchâtre, et que celles de la petite vérole se remplissent de pus.

---

(1) Huxham. T. I. p. 362.

Elém. de Méd. prat. de M. Cullen, p. 394. Note de M. Bosquillon.

(2) Voyez au lieu précité.

3°. En ce que dans la vérolette les pustules sont sphériques à leur sommet, et que celles de la petite vérole forment au contraire un petit creux dans leur milieu.

4°. En ce que les pustules de la vérolette laissent transuder l'humeur qu'elles contiennent dès le lendemain de leur sortie, se flétrissent, se dessèchent, et tombent à la fin du troisième ou quatrième jour, et que dans la petite vérole, le desséchement ne commence que le onzième jour de la maladie.

5°. En ce que la vérolette offre à-la-fois et en même-tems, le triple tableau très-remarquable de l'éruption, de la maturité des pustules et de leur exsiccation; et qu'au contraire dans la petite vérole, l'éruption, la suppuration et l'exsiccation des pustules, forment trois périodes successifs bien distincts l'un de l'autre par la durée, dont le premier est de trois jours, et les deux autres de cinq jours chacun ou environ.

6°. En ce que l'exsiccation de la vérolette, quoiqu'entremêlée de pustules naissantes et de pustules pleines, commence cependant plutôt au dos où l'éruption a aussi d'abord commencé, et que par une suite de ces trois périodes simultanés, on voit encore des pustules pleines à la face, tandis qu'il y en a déjà beaucoup de sèches au dos et sur les autres parties du corps, ce qui constitue une marche absolument inverse de celle de la petite vérole, où l'exsiccation ne se fait jamais sur aucune partie du corps avant celle de la face; ce contraste est surtout très-frappant, lorsque les pustules de la vérolette sont nombreuses au visage, et qu'on compare leur état à celui où se trouvent pour lors les pustules du dos.

7°. En ce que dans la vérolette, on ne voit pas le gonflement successif des différentes parties du corps, précéder le desséchement des pustules, tandis que dans la petite vérole, le gonflement se manifeste toujours plus ou moins sensiblement avant l'exsiccation, aux différentes parties où elle doit se faire.

8°. En ce que dans la vérolette, la durée de la fièvre n'est pas déterminée, et que tous les symptômes communs sont ordinairement très-légers, pendant que dans la petite vérole, ces symptômes sont généralement beaucoup plus graves, et que la fièvre qui commmence trois ou quatre jours avant l'éruption dans la petite vérole, continue plus ou moins jusqu'au neuf ou onzième, et souvent jusqu'au quatorzième jour de la maladie.

9°. Enfin, en ce que la vérolette se termine souvent en quatre ou cinq jours, ou huit ou neuf tout au plus, que personne n'en meurt, et que la petite vérole, même de moyenne intensité, est une maladie qui dure quinze ou vingt jours, et dont il meurt beaucoup de monde.

Si les signes propres de la vérolette la distinguent de la petite vérole, de même ceux de la petite vérole, distinguent aussi réciproquement cette maladie de la vérolette par les mêmes raisons.

Il n'est pas moins important de bien distinguer la rougeole que la vérolette de la petite vérole ; car sans un jugement bien sûr, l'erreur dans le diagnostic aurait des effets tout aussi funestes que ceux qui proviennent du faux jugement dans les différences de la vérolette et de la petite vérole.

Les signes propres de la rougeole sont l'éruption qui commence à la face, et particulièment au front par de petites marques rouges semblables à des piqûres de puce, qui augmentent en grandeur et en nombre, se réunissent bientôt en manière de grappe, et finissent par se confondre sur la figure en placards rouges de différentes formes. L'élévation de ces pustules n'est pas bien sensible à la vue, mais elle se manifeste mieux au toucher, particulièrement à la face ; l'éruption s'étend du visage à la poitrine, au ventre, au dos et aux extrémités, tant supérieures qu'inférieures, avec la différence cependant, que celles-ci ne laissent appercevoir que la rougeur de la peau, sans élévation sensible (1).

Le deuxième jour de l'éruption, les pustules commencent à se dessécher au front et au visage, après que les petites vésicules sont rompues, et pendant ce tems, celles du reste du corps sont très-larges et très-rouges.

Le quatrième jour de l'éruption, les marques de la face se dissipent, et on les apperçoit à peine dans tout le reste du corps; le cinquième jour, on n'en voit plus nulle part, et le corps est couvert d'une desquamation farineuse.

En rejoignant à cette maladie les quatre jours de fièvre qui précèdent l'éruption des pustules, sa durée est de neuf jours, si toutefois la fièvre ne redouble, et s'il ne se manifeste des signes de péripneumonie. Mais il reste à décrire une série de symptômes communs à d'autres maladies, et dont nous n'avons pas encore fait mention, parce qu'ils ne deviennent propres à la rougeole qu'autant qu'ils se trouvent joints à ses autres symptômes propres.

Dès le commencement de la fièvre qui précède l'éruption, cette maladie est accompagnée de toux sèche, fréquente, d'enroûment, de pesanteur de tête et des yeux, d'assoupissement continuel, de corysa, de larmoyement, d'éter-

(1) Sydenham. T. I. p. 120.

nuement, d'un léger gonflement des paupières, de rougeur des yeux. Très-souvent la fièvre, et tous les symptômes qui caractérisent l'inflammation des poumons et de la plévre augmentent après le neuvième jour, et il n'est pas rare de voir beaucoup de personnes périr de cette maladie ou de ses suites, surtout lorsqu'elle n'est pas bien soignée.

Outre la rougeole dont les signes sont ci-dessus exposés, on a aussi observé une autre éruption qu'on nomme rougeole boutonnée; elle diffère de la précédente, parce qu'après le prélude des symptômes catarrheux, il survient des pustules élevées, beaucoup plus grandes que dans les rougeoles ordinaires, et qui laissent des marques sur la peau (1); cette rougeole se termine aussi comme la précédente, par une desquamation farineuse (2), c'est celle que l'on prend souvent pour une récidive de petite vérole, tout comme la vérolette (3).

La rougeole ordinaire diffère de la petite vérole, en ce que ses boutons sont étendus par plaques rouges, sans élévation sensible à la vue, au lieu que dans la petite vérole, les pustules sont grosses comme des pois et de couleur subjaunâtre.

---

(1) Sauvages Nosol. Meth. T. I. p. 435.

(2) Vide loco citato.

(3) Vide loco citato.

La rougeole ordinaire diffère encore de la petite vérole, en ce que la desquamation de ses pustules se fait universellement le neuvième jour de la maladie, et qu'il faut le double de tems, et souvent davantage, pour qu'elle soit au même point dans la petite vérole.

La rougeole boutonnée diffère de la petite vérole, en ce que ses pustules sont élevées à leur sommet, et que celles de la petite vérole forment, au contraire, un petit creux dans leur centre.

Elle diffère encore par la durée de la maladie, qui est infiniment plus courte que celle de la petite vérole.

Enfin, la collection des symptômes catarrheux, et la desquamation farineuse étant propres aux deux espèces de rougeole, ces signes, joints aux autres symptômes propres à ces maladies, prouvent, par leur présence, que les rougeoles ne sont pas la petite vérole ni la vérolette, et réciproquement ils prouvent, par leur absence, dans ces deux dernières maladies, que la petite vérole et la vérolette qui n'ont pas de symptômes catarrheux, et dont la desquamation se fait par écailles, ne sont pas des rougeoles.

J'ai omis à dessein la réunion de plusieurs autres symptômes communs de la rougeole à ses symptômes propres, parce que cette réunion, loin d'éclairer le diagnostic qui se manifeste d'une manière évidente par les seuls symptômes que je viens d'exposer, ne contribuerait qu'à l'obscurcir, en engageant dans une digression qui éloignerait du but auquel on est déja parvenu, et dont il ne faut plus s'écarter; d'ailleurs, les symptômes généraux de la rougeole, et le traitement qui lui convient, sont l'un et l'autre si parfaitement décrits dans la médecine-pratique de M. Cullen, enrichie des notes de M. Bosquillon, que je ne puis mieux faire que de renvoyer à cet ouvrage ceux qui auraient besoin d'avoir une plus ample connaissance de cette maladie.

Les principaux signes diagnostics de ces maladies, n'ayant pu se découvrir d'une manière précise, que par la désunion de leurs signes, tant propres que communs qui constituent l'ensemble par lequel elles se manifestent, une fois ces principaux signes obtenus, il faut, comme nous l'avons fait, recomposer cet ensemble, en rendant à ces maladies leurs signes communs, non-seulement pour obtenir encore quelques signes diagnostics de plus, de la recomposition de cet ensemble, si c'est possible; mais encore pour avoir toujours présent à la mémoire la totalité de la maladie qu'on a à combattre, et dont l'ensemble ne saurait être exactement connu, sans la réunion de tous les signes qui la manifestent; cependant, lorsque les signes d'une maladie suffisent pour établir son diagnostic, et que la réunion des signes communs de cette maladie ne peut rien ajouter de plus à ses différences, il devient non-seulement inutile, mais même pernicieux de rejoindre une trop grande quautité de ses symptômes communs aux propres, parce qu'ils peuvent, comme nous venons de le dire, obscurcir le diagnostic; car si d'un côté la réunion des signes communs aux signes propres, est nécessaire pour avoir une juste idée de l'ensemble de la maladie, du traitement qui lui convient, et de son prognostic; d'un autre côté, il ne faut jamais perdre de vue, que de la comparaison d'une trop grande quantité de signes communs, réunis aux signes spéciaux, il ne peut résulter qu'un faux diagnostic, et que c'est particulièrement de cette source que sont émanées toutes les erreurs auxquelles les trois maladies, qui font le sujet de ces annotations, n'ont cessé de donner lieu depuis plusieurs siècles.

D'après le rapprochement comparatif qui vient d'être fait des différences les plus frappantes de ces trois maladies, et les connaissances que les médecins ont déjà donné de ces différences, leur diagnostic se trouve fondé sur des bases immuables, et il est manifeste qu'il doit être dorénavant impossible de les confondre.

Il faut cependant faire attention, que même avec ces notions, il n'est pas toujours possible d'établir le diagnostic à la première inspection du malade, sur-tout lorsqu'on est appelé avant l'éruption ou dès son principe, ou lorsque celles de ces maladies qui ont coutume de se manifester par des symptômes graves, n'en offrent que de légers, et *vice versa*, comme nous l'avons déjà fait observer dans le premier paragraphe; dans ces cas il faut, avant de prononcer sur le diagnostic, continuer de voir les malades, jusqu'à ce qu'il se soit développé une suffisante quantité des signes caractéristiques qui ont été exposés, ce qui, d'après ce qu'on vient de voir sur la nature respective des trois différentes maladies éruptives qu'il faut distinguer l'une de l'autre, ne peut jamais s'étendre dans aucun cas, au-delà du troisième jour de l'éruption.

Souvent embarrassé dans le cours d'une longue pratique, pour asseoir le diagnostic de ces maladies, je me suis frayé un chemin qui m'a paru sûr; m'étant bien trouvé de le suivre, je me fais un devoir de l'indiquer.

D'après les moyens que j'ai exposés pour obtenir le diagnostic de ces trois maladies, et que j'emploie depuis long-tems pour la distinction de beaucoup d'autres, il ne sera pas nécessaire de démontrer, qu'en appliquant la même méthode à toutes les maladies qui ont des symptômes communs, l'on aura la théorie et la pratique des diagnostics, reconnue de tout tems si nécessaire, qu'il est d'axiôme en médecine, qu'on suffit pour soigner, lorsqu'on suffit pour connaître.

PARAGRAPHE III.

Envain aurions-nous signalé l'écueil, si nous n'avions la force de sortir des courans qui nous y entraînent; la plupart des noms de la vérolette, contribuent autant à égarer sur la nature de cette maladie, que ses signes communs sur son diagnostic. Plus ces noms ont d'affinité avec ceux de la petite vérole, dont on a voulu particulièrement la distinguer en les employant, et plus ils servent à la confondre avec cette même maladie. Les erreurs de nom entraînant celle des choses, il en résulte qu'on a beau prévenir bien des gens, que la vérolette ne garantit pas de la petite vérole, c'est toujours une petite vérole, répondent-ils, égarés sur la nature de la maladie, par l'impropriété du nom employé pour la désigner; et d'après cette erreur, ils s'exposent, sans précaution, à des dangers qu'ils pourraient éviter s'ils n'étaient pas trompés.

Pour remédier à ces inconvéniens, il faut renoncer à tous les noms de cette maladie qui ont quelque chose de commun avec celui de la petite vérole, ensuite examiner si parmi les noms propres qui lui resteront après ce dépouillement, il s'en trouve quelqu'un qui peigne assez bien les caractères de la vérolette, pour mériter d'être conservé, et s'il ne s'en trouve pas, il sera indispensable d'en créer un qui désigne cette maladie par ses caractères propres les plus frappans.

De tous les noms cités au commencement du premier paragraphe, après avoir soustrait les communs, il n'en reste que deux seuls propres, qui méritent quelqu'attention. Les anglais qui, depuis long-tems ont senti l'inconvénient de laisser un nom commun à la vérolette, ont désigné cette maladie par un nom tiré de leur langue, et qui n'a aucune affinité avec celui de la petite vérole; Cusson lui a aussi donné un nom propre; l'un et l'autre de ces noms empêchent à la vérité de confondre cette maladie avec la petite vérole, ce qui est déjà un grand point, mais il faut convenir qu'ils ne la peignent pas, et que d'ailleurs ils ont l'inconvénient d'être un peu trop métaphoriques pour des objets qui exigent la plus grande précision, et qui ont d'autant plus besoin d'être désignés par des noms exempts de toute équivoque, que c'est de l'ambiguité de ceux qu'on a déjà employés jusqu'ici pour les désigner, que proviennent une grande partie des erreurs qu'il faut détruire; ainsi, il est manifeste qu'il n'y a pas un seul nom donné jusqu'ici à cette maladie, qu'il ne faille supprimer.

« Quelques certains que fussent les faits, » dit Lavoisier, quelques justes que fussent » les idées qu'ils auraient fait naître, ils ne » transmettraient encore que des impressions » fausses, si nous n'avions pas des expres- » sions exactes pour les peindre (1). » C'est précisément ce qui est arrivé pour la vérolette; malgré la parfaite connaissance qu'ont eue de cette maladie les médecins qui l'ont décrite, et la meilleure intention de la bien distinguer, en voulant trop conserver ses prétendues ressemblances, ils ont entièrement confondu ses véritables différences, au point que si on ne la connaissait que par ses noms, on serait plutôt tenté de croire que c'est une vraie petite vérole bénigne qu'ils désignent, qu'une maladie de toute autre nature qu'ils ont voulu désigner.

Il serait à desirer qu'on pût comprendre, dans le nom que nous donnerons à la vérolette, tous les signes diagnostics qui différencient cette maladie; mais ne le pouvant pas, il faut au moins se décider pour celui qui en contient une plus grande quantité des

---

(1) Lavoisier. Traité élém. de chimie. T. I. p. 6 et 7. Disc. prél.

plus remarquables, dans le plus court espace possible.

La vérolette se manifestant par des pustules lymphatiques, dont les unes sèchent pendant que d'autres sortent encore, ces signes sont les sources dont j'ai cru que je devais faire dériver son nom propre.

Le nom devant peindre la chose, il faut qu'il soit une espèce de définition abrégée de ce qu'on veut désigner, et comme c'est dans l'aquosité des pustules, et leur triple période simultané, que consistent les différences principales qui distinguent la vérolette des deux autres éruptions avec lesquelles on l'a souvent confondue, le nom qui peindra le mieux ces différences, sera celui qui définira le plus exactement la maladie qu'il faut peindre à l'imagination, et parconséquent celui qui conviendra le mieux à cette maladie.

D'après ces principes, renonçant à tous les noms qu'on a donné jusqu'ici à cette éruption, je la nomme *Hydrosyntripériodique* ; ce nom indique que ses pustules sont aqueuses, et qu'elles offrent trois différents périodes qui se manifestent à-la-fois, effet naturel de l'intermixtion des pustules pleines et de celles qui sèchent pendant que d'autres sortent encore ; signes désignés par Sauvages, et tellement propres à l'*Hydrosyn-*

tripériodique, qu'on ne l'observe dans aucune autre éruption fébrile. Ce nom paraîtra peut-être un peu dur ; mais cela ne doit pas empêcher de l'employer.

Et nova fictaque nuper habebunt verba fidem, si Græco fonte cadant, parce detorta (1).

Les avantages qu'on retirera de l'adoption de ce nom qui peint bien les principaux caractères de la maladie qu'il désigne, en la distinguant en même-tems, non-seulement de la petite vérole et de la rougeole, mais encore de toute autre espèce d'éruption fébrile, dédommagera avec usure de la difficulté que pourraient avoir quelques personnes à le prononcer.

CONCLUSION.

Il résulte de ce qui vient d'être dit, que depuis des siècles, on a souvent confondu *l'Hydrosyntripériodique*, tantôt avec la petite vérole, tantôt avec la rougeole, particulièrement la boutonnée, mais bien plus souvent encore avec la petite vérole; que pendant tout le tems qu'on a inoculé, cette erreur a été d'autant plus nuisible, qu'elle a privé ceux qui en étaient l'objet, des moyens

(1) Horat. de Arte poet.

prophylactiques que leur offrait l'inoculation, et que si l'on ne prenait la précaution de l'empêcher de se propager, en dévoilant au public les causes qui lui donnent lieu, elle nuirait encore plus à l'avenir que par le passé, puisqu'elle ferait négliger l'emploi si facile de la vaccine, tout aussi préservative de la petite vérole que l'inoculation, sans avoir non-seulement aucun de ses dangers, mais pas même le moindre de ses inconvéniens. Il suffira de dire, pour faire sentir le prix de la vaccine, que cette découverte, publiée en Angleterre par le docteur Genner, en 1798 (1), s'est propagée avec une telle rapidité, qu'on vaccine actuellement sur toute la surface habitée du globe terrestre (2). Le comité central de vaccine, à qui nous devons déjà l'avantage d'avoir joui des premiers de ce bienfait, va donner incessamment de nouvelles preuves de son zèle, en publiant les observations les plus concluantes, en faveur de cet efficace préservatif de la petite vérole. D'après la réunion de tous ces exem-

(1) Dissert. inaugur. de vaccina auctore Archibaldo Bruce. Edimburgi 1801.

(2) La vaccine considérée comme antidote de la petite vérole, par L. A. Mogenot, Méd. des enfans malades de l'hôpital de Mad. Necker, et Membre du Comité de Vaccine. Discours au Comité de Vaccine, p. IX. Paris, an XI.–1802.

ples, les gens raisonnables dans le cas d'appréhender cette maladie pour eux-mêmes ou pour ceux à qui ils s'intéressent, jugeront facilement qu'on n'a rien à craindre de la vaccine, et tout à risquer en ne l'employant pas; mais revenons à notre objet.

Voulant remédier à des maux très-graves, causés par des erreurs auxquelles donnent lieu une maladie des plus légères; loin de m'occuper des causes de *l'Hydrosyntripériodique*, et des moyens de sa guérison, qui s'opère d'elle-même; pour ne pas détourner l'attention de l'objet que j'avais en vue, je ne me suis attaché qu'à la recherche des causes des erreurs que je voulais combattre, et à celle du meilleur moyen d'y remédier; j'ai trouvé que les causes de ces erreurs provenaient d'un diagnostic pris dans une trop grande quantité de signes communs aux trois différentes maladies qu'on avait l'intention de distinguer; d'où il résultait nécessairement un diagnostic plus ou moins commun, qu'on peignait ensuite aussi par des noms de la même espèce; d'après la loi des contraires, j'ai puisé l'un et l'autre dans l'observation d'une plus grande quantité de signes propres que de communs. J'ai d'abord éloigné tous les signes communs, pour n'observer que les signes propres, et après avoir recueilli assez de ceux-ci, pour obtenir les principales différences caractéristiques, j'ai réuni les communs aux propres, non-seulement pour avoir l'ensemble des signes de chaque maladie, résultant de cette réunion; mais encore quelques signes caractéristiques de plus qui en proviennent aussi, et que les signes communs n'auraient pu manifester sans la prénotion des signes propres, qu'il a fallu, par cette raison, faire observer avant les communs. De cette décomposition et recomposition, il a résulté une collection de signes pathognomoniques des trois maladies qu'il fallait distinguer; le rapprochement comparatif qui a été fait ensuite des signes propres de chacune de ces maladies, a produit des différences qui se sont manifestées par des contrastes respectifs si frappans, qu'il est devenu impossible de les confondre, et d'après ces différences, il est facile à tout le monde d'établir un diagnostic sûr.

La nature aqueuse des pustules de *l'Hydro-syntripériodique*, et l'intermixtion simultanée de leur trois périodes, constituant ses deux caractères propres les plus remarquables; c'est particulièrement sur ces deux bases que j'ai établi son nom; quelqu'extraordinaire qu'il puisse paraître à certaines personnes, c'est le meilleur de ceux qu'indique la raison. L'exemple des auteurs de la nouvelle nomenclature chimique, à qui l'on doit l'avantage d'apprendre aujourd'hui plus de chimie en un jour qu'autrefois en un an, et l'autorité d'Horace très-indulgent pour les mots, quoiqu'un peu durs, puisés dans les sources grecques, m'ont paru des motifs suffisans pour légitimer l'adoption de celui que je propose, d'autant mieux que l'usage a, dès long-tems, familiarisé notre langue avec les différens termes dont il est composé.

Par la réunion de ce nouveau nom à un diagnostic certain, j'espère avoir trouvé pour toujours le meilleur remède à des maux très-graves, que produit faute d'eux une maladie des plus légères, et conformément à l'épigraphe, avoir inculqué à ceux à qui n'a pas suffi ce que d'autres ont indiqué sur cette maladie, que c'est dans la justesse de son diagnostic et la précision du nom qui la désigne, que consiste le principal remède aux grands maux, provenant de l'incapacité des personnes qui la jugent pour ce qu'elle n'est pas.

J'aurai rempli mon but si ces annotations peuvent soustraire au glaive de la petite vérole quelques-unes des victimes que lui livrent à l'envi, l'ignorance, l'équivoque, l'intérêt et l'erreur, jusques chez les peuples les mieux civilisés.

SEGUY.

De l'Impr. de Moreaux et Comp^e. rue Traversière-St.-Honoré, n°. 24.

Supplément à mes annotations sur le diagnostic et les noms de la vérolette, en réponse à l'annonce insérée dans le journal général de médecine, 7e. année, no. 78, tom. 16, pag. 36, ventôse an 11—1803.

On lit dans cette annonce :

« Après avoir cherché à faire sentir la nécessité de » distinguer la vérolette de la petite vérole et de la rou- » geole. »

Je ne me suis pas contenté de chercher à faire sentir la nécessité de cette distinction ; je l'ai prouvée par les faits que les meilleurs praticiens nous ont transmis, et par ma propre expérience (1).

« Distinction dont l'utilité n'a jamais été méconnue » de personne. »

Cette assertion demande elle-même à être distinguée ; certainement les médecins n'ont jamais méconnu l'utilité de cette distinction ; ils en ont même senti l'indispensable nécessité ; mais il est très-sûr que le vulgaire pour qui j'ai particulièremeut écrit ces annotations, est bien loin de se douter de son utilité ; pour s'en con-

(1) Voyez les annotations, pag. 7 et 9.

vaincre, il suffira de lire ce qui est écrit dans le Dictionnaire de l'Académie française, et que je transcris ici : « Les médecins disent une pe-
» tite vérole confluente, pour dire une petite
» vérole extrêmement abondante. Et on la
» nomme discrète, quand les boutons ne se
» touchent point.

» On appelle cette maladie petite vérole vo-
» lante, quand les boutons sont en fort petite
» quantité et sans malignité. »

Le pronom démonstratif *cette*, venant à la suite d'une phrase où il n'est question que de la vraie petite vérole, prouve que ceux qui ont redigé cet article, n'avaient aucune idée de la fausse, et qu'ils ont considéré cette dernière comme une modification de la première ; or je demande, si lorsqu'il s'est glissé une semblable erreur dans un vocabulaire national, tel que celui de l'Académie française, on peut croire que l'utilité de la distinction de la vérolette n'a jamais été méconnue de personne ?

« L'auteur expose les symptômes propres à chacune
» de ces espèces d'éruptions, et il établit ensuite les
» points principaux qui les différencient. Il n'a du reste
» rien ajouté à ce qu'ont écrit à ce sujet Sydenham,
» Stoll, Cullen, et autres auteurs de médecine pra-
» tique ».

Je crois ne pouvoir mieux répondre à la dernière proposition de cet article, que par les propres expressions que j'emprunte d'Hippocrate. *Quæ igitur ab iis, qui ante nos fuerunt, rectè dicta sunt, de his fieri non potest, si aliter scribatur, ut rectè scribam* (1).

« Mais ce qu'il y a de nouveau dans cette brochure,
» c'est une assez longue dissertation (*c'est-à-dire trois*
» *pages et demie*.) sur la nécessité de changer le mot
» reçu de petite vérole volante, pour lui substituer
» celui d'hidrosyntripériodique. L'auteur par cette dé-
» nomination a voulu indiquer que les pustules sont
» aqueuses, et que les unes naissant au moment où les
» autres sont entièrement formées ou même sèches,
» elles présentent à-la-fois les trois périodes qui appar-
» tiennent aux éruptions. Si nous attachions à cette in-
» novation le même intérêt que l'auteur, nous lui obser-
» verions que ce mot, d'après sa terminaison, étant un
» adjectif, peut tout au plus servir d'épithète aux pus-
» tules, mais qu'il ne saurait former un nom de ma-
» ladie. »

Plus haut, je n'avais que cherché à faire sentir; ici je n'ai, dit-on, que voulu indiquer : prouvons que j'ai indiqué, et que le nom que j'ai proposé forme un nom de maladie.

Il était question de la vérolette dans l'article qui précède celui où j'ai écrit, renonçant à tous les noms qu'on a donnés jusqu'ici à cette érup-

---

(1) De Vict. Rat. sect. IV.

tion, je la nomme *Hydrosyntripériodique* (1); ainsi il est bien clair que le nom d'éruption qui comprend toutes les espèces de pustules cutanées (2), et qui précède celui d'*Hydrosyntripériodique*, en est le substantif; il n'y a par conséquent pas de doute que le nom *Hydrosyntripériodique* ne soit, et ne doive être précédé du substantif éruption, toujours sous entendu lorsqu'il n'est pas exprimé; mais il n'en résulte pas, comme il est écrit dans l'annonce, que ce dernier nom ne peut tout au plus que servir d'épithète aux pustules, et qu'il ne saurait former un nom de maladie; l'exemple, l'usage et la raison, prouvent le contraire de cette assertion.

On emploie substantivement les noms *cristalline*, *néphrétique*, *sciatique* et plusieurs autres adjectifs bien plus généraux, et par conséquent moins énergiques que celui d'*Hydrosyntripériodique*, qui est exclusivement propre à la maladie qu'il différencie. L'adjectif *méditerrannée* se prend aussi substantivement lorsqu'il ne se dit que de la mer méditerrannée; on dit méridienne pour ligne méridienne, etc. etc.

Tout nom qui n'est adjectif que d'une seule

---

(1) Voyez les annotations, pag. 31.

(2) Castelli Lexic. médic.

chose, peut d'autant plus être employé substantivement, sur-tout lorsqu'une fois le substantif dont il dépend a été précédemment désigné, qu'on ne saurait prononcer ce genre d'adjectif, sans qu'il ne rappelle en même-tems l'image de l'unique substantif auquel il est propre ; par exemple, il est impossible de prononcer le nom méditerrannée sans que le substantif mer, dont l'adjectif méditerrannée désigne la situation d'une portion, ne vienne naturellement se présenter à la mémoire conjointement avec lui, parce que l'adjectif méditerrannée employé seul, n'est propre qu'à la portion de la mer qu'il désigne en la différenciant par sa situation. De même l'adjectif *Hydrosyntripériodique* n'étant propre qu'à l'espèce d'éruption dont il désigne les principales modifications particulières, exclusivement à toute autre, il est impossible de nommer cet adjectif, sans que l'image de la seule éruption à laquelle il est propre, ne vienne se présenter à la mémoire, et servir de substantif à l'adjectif unique qui distingue ses différences d'avec toutes les autres espèces d'éruptions.

Ces sortes d'adjectifs abrégent le discours, renferment dans un plus court espace autant d'images que le substantif et l'adjectif réunis ; et ces images ainsi rapprochées et concentrées ; frappent nos sens avec beaucoup plus de force, par la même raison que nous sentons bien davantage le poids d'un fardeau lorsque nous le supportons tout entier par un de ses angles, que lorsqu'il pèse sur nous par une large surface.

Il résulte de cette explication, que l'adjectif *Hydrosyntripériodique*, qu'on prétendrait vainement pouvoir tout au plus servir d'épithète aux pustules, peint non-seulement les différences qui constituent l'espèce de la maladie et ses caractères les plus propres, mais encore son genre; ce qui, réuni, forme le principal ensemble de la maladie; et enfin que, d'après la comparaison citée, cet ensemble est même rendu d'une manière plus frappante par l'adjectif employé seul dans le courant du discours, lorsqu'il a été précédé la première fois du substantif, que par la constante addition du substantif à l'adjectif, qui ne pourrait manquer d'émousser l'impression produite par l'adjectif employé substantivement.

Il est donc manifeste que s'il fut jamais d'adjectif qui pût être employé substantivement, c'est sans contredit celui d'*Hydrosyntripériodique*; ainsi d'après l'exemple des médecins, l'usage reçu et les raisons que je viens d'alléguer, le nom *Hydrosyntripériodique* employé la première fois dans mes annotations, précédé du substantif éruption, et les autres fois substantivement sans en être précédé, n'en exprime pas moins dans les deux cas la totalité de la chose.

Le nom devant être une définition abrégée de ce qu'on veut désigner, et la définition devant, selon les règles de logique, comprendre les genres et les différences; le nom *Hydrosyntripériódique* précédé du substantif éruption, exprimé la première fois, ou sous-entendu lorsque le nom *Hydrosyntripériodique* est employé substantivement, comprenant dans l'un et l'autre cas le genre et les différences qu'exige la définition dont il tient lieu, il remplit donc les conditions grammaticalement et logiquement requises pour les définitions ainsi que pour le nom qui n'en est que l'abrégé, et constitue par conséquent dans l'une et l'autre manière dont je l'ai employé, un nom très-propre à la maladie qu'il désigne en la caractérisant, et qu'on voit manifestement d'après les raisons que je viens d'alléguer, que je ne me suis pas borné à vouloir simplement indiquer, mais que j'ai réellement indiquée. C'est ce qui paraîtra nouveau qu'il ait fallu démontrer.

« Notre objection deviendrait plus sérieuse, si, » comme le dit M. Seguy, les noms devant peindre la

» chose, nous lui faisions remarquer qu'il n'a embrassé
» qu'un seul des symptômes de la maladie, lorsque pour
» remplir son but, il aurait dû considérer au moins l'en-
» semble de ses principaux caractères. »

J'ai écrit, le nom devant peindre la chose (1) et non *les noms*.

Tout ce que cette dernière objection pourrait avoir *de plus sérieux* que la précédente, dont elle n'est que la suite, s'évanouit par les motifs allégués dans la démonstration où je viens de prouver la validité du nom que j'ai employé; cependant il ne sera pas inutile d'y répondre.

On ne peut se dissimuler que le nom d'*Hydrosyntripériodique* n'offre même aux personnes les moins clairvoyantes, l'image des deux principaux caractères propres à l'éruption qu'il différencie, en même-tems qu'il la désigne comme il vient d'être prouvé; ces caractères sont l'aquosité et l'intermixtion simultanée des trois périodes des pustules, signes caractéristiques inséparables de cette maladie; ainsi il est bien clair que par ces deux seuls symptômes, exclusivement propres à l'espèce d'éruption qu'ils caractérisent; le nom qui les peint offre plus de caractères propres à lui seul, et d'une

(1) Voyez les annotations, pag. 31.

nature plus intense, qu'on n'en trouve dans l'ensemble des dix-huit noms que j'ai rejetés ; à moins que confondant les genres avec les différences qui constituent les caractères propres aux espèces, ou ces dernières entr'elles, on ne veuille attribuer aux caractères propres et différentiels qui n'appartiennent qu'à une seule modification, ceux qui sont communs à plusieurs autres, ce qui ne manquerait certainement pas de nous retenir pour toujours dans le labyrinthe amphibologique des noms communs, dont on a bien de la peine à retirer même des hommes très-instruits, tant est grande la force de l'habitude !

Indépendamment de ces deux principaux caractères qui ne peuvent échapper à la multitude, l'observateur qui aura acquis la prénotion des symptômes propres de la maladie, placés à dessein avant la désignation que je lui ai donnée, jugera facilement par son nom, que dans une maladie d'une aussi courte durée que l'éruption *Hydrosyntripériodique*, des pustules dont les unes sont déjà à leur deux derniers périodes, tandis que d'autres sont encore au premier, annoncent que la modification vitale triomphe rapidement de la modification morbifique, que la vie ne court aucun risque dans cette courte lutte, et que par conséquent la maladie est des plus bénignes et sans le moindre danger. Ce dernier caractère, fruit de la prénotion et de la méditation réunies, ne frappe pas les sens de tous, aussi ne l'ai-je pas compris dans le nombre de ceux que la multitude ne peut manquer d'appercevoir, d'autant mieux que le nouveau nom que j'ai proposé, n'a pas besoin de ce renfort pour entrer en lice avec les dix-huit noms anciens auxquels j'invite à le comparer.

D'après cela, je demande si la considération des *principaux caractères de la maladie a été omise*, et s'il est vrai, comme on m'en fait le reproche, que je n'ai *embrassé par le nouveau nom qu'un seul des symptômes de la maladie*, peine qu'on eut pu s'épargner en lisant mes annotations, où on aurait vu que c'est après avoir bien considéré les signes diagnostics qui constituent les différences qui caractérisent les espèces de maladies, que je me suis décidé à donner à celle-ci le nom d'*Hydrosyntripériodique*, comme celui que j'ai trouvé le plus propre à peindre un plus grand nombre de signes diagnostics des plus remarquables; ainsi en dernière analyse, tout ce que cette objection pourrait avoir de plus sérieux, se réduirait à me faire observer qu'on n'a rien ajouté à ce que j'ai moi-même fait remarquer, et qu'on m'exhorte à faire précisément ce que j'ai fait (1), en désignant la maladie par un nom qui contient à lui seul, plus de caractères propres et différentiels, que tous ceux qui ont été employés avant lui.

D'où je conclus, que si de toutes les personnes qui peuvent exercer leur critique à loisir sur le nom que j'ai indiqué, aucune n'en produit un plus convenable à la maladie, que celui d'*Hydrosyntripériodique*, on ne peut se dispenser de se servir provisoirement de ce nouveau nom pour se garantir du danger de tous les autres, jusqu'à ce que le tems nous en procure un meilleur.

« Tout le monde convient que le langage médical » manque de précision et d'exactitude ; le vice est facile » à sentir, mais il n'est pas aussi aisé à corriger que » quelques personnes semblent le croire ».

Si tout le monde convient que le langage médical manque d'exactitude et de précision, pourquoi ne pas s'occuper d'y remédier ? Quoi ! nous conviendrions du vice et nous le laisserions subsister, parce que nous penserions qu'il n'est pas facile à corriger ! Ayons du moins le courage de tenter cette correction avant d'y renoncer. Si les langues grecque, latine, fran-

---

(1) Voyez les annotations, pag. 30 et 31.

çaise ou toute autre manquent d'expression exacte pour désigner les choses qu'on veut faire connaître, en résulte-t-il que ces choses doivent rester sans désignation, ou ce qui est encore pire, improprement ou insidieusement désignées? Je ne le pense pas, et ce serait en vain qu'on taxerait d'innovation ma façon de voir à ce sujet; car Horace écrivait il y a près de deux mille ans,

Licuit, semperque licebit
Signatum præsente nota producere nomen.
De arte poet.

Il me reste à répondre aux objections que m'ont fait quelques personnes qui ne font pas leur profession de médecine, sur la difficulté d'entendre et de prononcer le nom que j'ai proposé. Je leur observe que la première de ces difficultés opère un grand bien, parce qu'en fixant sur le mot l'attention du lecteur pour comprendre sa signification, elle lui apprend en même-tems à distinguer une maladie qu'on n'est non-seulement déjà que trop porté à croire sans inconvénient à cause de sa bénignité, mais que l'erreur sur son diagnostic, fait même encore souvent envisager comme un préservatif de la vraie petite vérole, dont on ne cherche plus à se garantir, quand on a été trompé par les apparences de la fausse.

Quant à la prononciation, je ferai remarquer que nous prononçons facilement chacune des expressions qui composent le nom *Hydrosyntripériodique*, dans les mots hydromel, syncope, tricolor et une infinité d'autres; périodique est si français, que la plupart de ceux qui ne savent que cette langue, ne se doutent pas qu'il soit entièrement grec; d'après cela, je ne vois pas pourquoi on trouverait plus difficile de prononcer ces quatre expressions réunies entr'elles, que lorsqu'elles sont jointes à d'autres mots!

L'abolition du nom amphibologique de petite vérole volante, vaut bien la peine de prononcer les deux lettres de plus qui se trouvent dans le nom *Hydrosyntripériodique*. Enfin, quelqu'extraordinaire que puisse paraître le nom, à l'aide duquel on évite les pièges tendus par tous les autres, je me contenterai de répondre à tout ce qu'on pourrait dire ou écrire dorénavant à ce sujet, que j'aime encore mieux prévenir l'erreur qui expose à la contagion variolique, à l'aide d'un nom dur, extraordinaire, et même barbare si l'on veut, que de la voir avec indifférence se propager par des noms impropres ou équivoques, quelqu'usités qu'ils puissent être. Le public pour qui j'écris, jugera si j'ai tort ou raison.

SEGUY.

FIN.